RECHERCHES STATISTIQUES

SUR LA RELATION QUI PEUT EXISTER ENTRE LA

PÉRIODICITÉ DE LA MENSTRUATION

ET LES

PHASES DE LA LUNE

PAR

LE Dr E. STROHL

PROFESSEUR AGRÉGÉ DE LA FACULTÉ DE MÉDECINE DE STRASBOURG

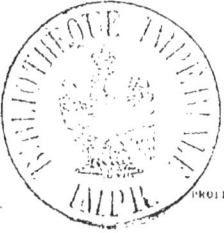

STRASBOURG,

IMPRIMERIE DE G. SILBERMANN, PLACE SAINT-THOMAS, 5.

1861.

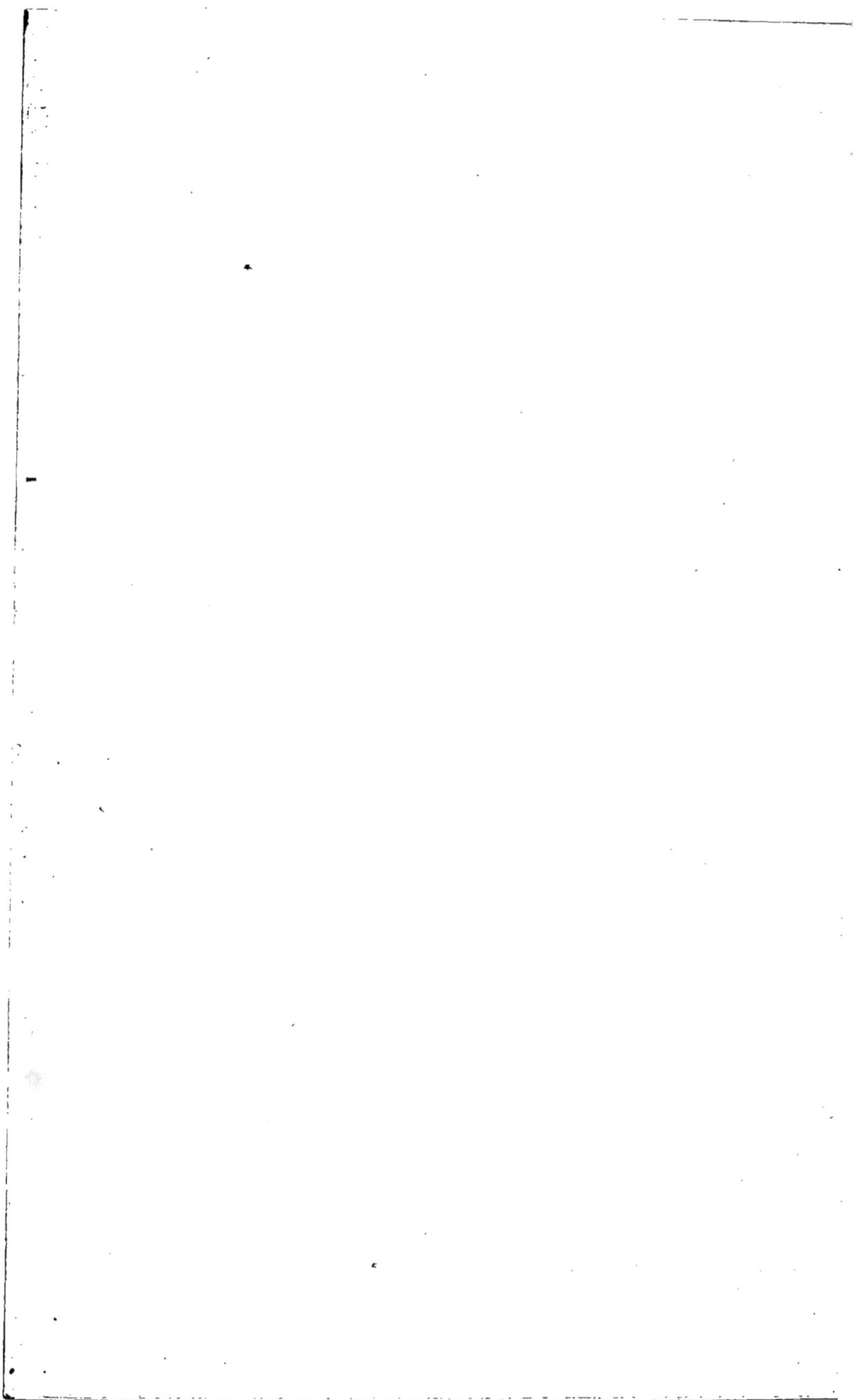

PÉRIODICITÉ DE LA MENSTRUATION

ET LES

PHASES DE LA LUNE.

La singulière coïncidence entre la durée à peu près égale de la révolution lunaire et de la période cataméniale devait faire naître forcément l'idée de cause à effet. Cette croyance avait été acceptée sans contestation dans l'antiquité et jusque dans les temps modernes. Il y a un siècle qu'elle a été combattue, et de nos jours, elle est généralement rejetée. Les anciens n'avaient, pour étayer leur opinion, que l'égalité de la durée des deux phénomènes, mais sans même la démontrer par des observations régulières. Le premier travail sérieux entrepris dans cette direction est de M. BRIERRE DE BOISMONT [1]; il a recherché la durée de la période cataméniale, et a rejeté toute influence de la lune, mais en s'appuyant sur un si petit nombre d'observations que ce tableau n'a pas de valeur.

En 1844, le docteur SCHWEIG, de Carlsruhe, a publié, dans le *Archiv für physiol. Heilkunde*, v. ROSER u. WUNDERLICH, un mémoire sur le même sujet (*Untersuchungen über Periodizität*). Dans un premier chapitre, il a recherché l'intervalle moyen existant entre deux époques menstruelles; 60 femmes, ayant fourni 500 observations, ont donné un intervalle de 27,39 jours, avec un minimum de 8 et un maximum de 44 jours. Or, ce chiffre concorde avec celui de la révolution anomalistique de la lune, égal à 27,56 jours. Mais cela pouvait être seulement l'effet d'une coïncidence fortuite; il fallait trouver d'autres faits servant de preuves positives d'une relation de cause à effet. M. SCHWEIG a alors choisi 19 femmes qu'il a pu observer pendant quelque temps; il donne les tableaux de leurs menstruations, en

---

[1] *De la menstruation*, etc., 1842.

indiquant les dates, l'époque de la journée ou de la nuit, le nombre de jours depuis la dernière menstruation, enfin, le nombre de jours avant et après l'apogée et le périgée. Il résulte de ce tableau que près de 1/3 des cas coïncide exactement avec la période anomalistique, non pendant toute la durée de la vie menstruelle, mais pendant 2, 3, 4 et 5 époques successives. En ajoutant aux cas précédents tous ceux où la menstruation est revenue dans les 3 jours avant ou après le renouvellement de la révolution lunaire, la proportion est infiniment plus considérable, 187 fois sur 242, égal à 76 0/0 ou les 3/4, et, dans ces limites, la succession non interrompue a eu lieu 13 fois chez une femme. Le dernier quart est mis par M. SCHWEIG dans des rubriques plus compliquées; ils correspondent à 1/2, 3/4, 5/4 ou 6/4 de la période anomalistique. Néanmoins il reste quelques cas qui se refusent même à ce nouveau calcul. On sait que le temps qui sépare deux périgées ou deux apogées, ou un apogée d'un périgée est très-variable ; le premier intervalle se meut entre 24 et 29 jours; or, chose remarquable, 23 fois la succession de la menstruation s'est faite exactement avec la différence de cet intervalle. Enfin, le périgée et l'apogée, c'est-à-dire, la plus petite et la plus grande distance de la lune à la terre, sont presque sans influence ; cependant, l'apogée l'emporte un peu.

5 jours avant l'apogée . . .	122 cas	⎫	
L'apogée	25 »	⎬ 271	
5 jours après l'apogée . . .	124 »	⎭	
5 jours avant le périgée . .	110 »	⎫	
Le périgée.	20 »	⎬ 231	
5 jours après le périgée . .	101 »	⎭	

M. SCHWEIG d'ailleurs fait observer lui-même que ces chiffres sont trop faibles pour constituer une preuve scientifique irrécusable pour la détermination de la loi de cette influence. Les faits précédents indiquent que la périodicité du retour de la menstruation n'est pas accidentelle, mais qu'elle est liée intimement à la révolution anomalistique de la lune.

Ce travail est très-important ; il est basé sur un grand nombre d'observations faites sur un certain nombre de femmes, 19 ; mais ce nombre lui-même est insuffisant pour représenter la généralité des femmes, et pour un chiffre aussi restreint nous manquons de données nécessaires à connaître, telles que l'âge, la constitution, l'état de santé des personnes observées. Ce qui me paraît hors de contestation, c'est le fait que dans les 3/4 des cas, les règles sont revenues après un intervalle coïncidant avec la révolution anomalistique de la lune, ou 3 jours avant et après, limite que l'on peut facilement accorder. Mais il n'en est plus de même du dernier quart, que M. SCHWEIG fait rentrer dans des fractions de cette période, division tout à fait arbitraire et qui menace de renverser la première règle. Je viens de parler de coïncidence des deux intervalles; en effet, quoi qu'en dise notre confrère de Carlsruhe, son travail ne prouve pas d'une manière péremptoire la dépendance de la menstruation de le période lunaire ; si la lune exerçait une action directe sur cette fonction, cette action devrait varier dans les différentes positions de notre satellite par rapport à la terre ; ce qui n'est pas, d'après les résultats énoncés par M. SCHWEIG. Notons cependant la diminution pendant le périgée. Les seules observations concluantes seraient celles qui nous ont montré une succession de périodes menstruelles, du même nombre de jours que l'intervalle variable entre deux apogées ou deux périgées ; mais malheureusement elles sont trop peu nombreuses.

Un second travail sur ce sujet a été présenté à l'Académie de Belgique, par le docteur CLOS, à Sorèze. Je ne le connais que par un rapport fait à cette société savante par M. SPRING, et inséré dans le journal l'*Institut*, 23 juin 1858, Il contient le résumé de 357 observations faites seulement sur 2 femmes ; la première a été suivie sans interruption pendant vingt-sept ans, la seconde pendant cinq. Les 295 éléments fournis par la première, répartis entre les phases de là lune, donnent une majorité en faveur de la pleine lune et du dernier quartier, dans les proportions suivantes :

Nouvelle lune. . . .	67	} 121
Premier quartier. . .	54	
Pleine lune	95	} 170
Dernier quartier . . .	75	

291 (au lieu de 295).

La somme des deux équinoxes l'emporte de beaucoup sur celle des deux lunistices ; l'équinoxe descendant sur l'ascendant ; le lunistice austral sur le boréal ; le nœud descendant sur l'ascendant. Le terme moyen de la période cataméniale est de 28,122 jours chez la première femme et de 28,754 chez la seconde. Or, la moyenne des 3 révolutions lunaires est de 28,135 jours ; il existe donc une relation très-étroite entre ces deux faits. La plus puissante influence de la lune est la rencontre du périgée avec la pleine lune. La lune est une cause régulatrice de la menstruation, en vertu d'une propriété occulte et d'une manière immédiate. Tel est le résumé des déductions de M. Clos.

Ce travail pèche malheureusement par sa base ; si les 19 femmes de M. Schweig sont insuffisantes, à plus forte raison les 2, ou plutôt la femme de M. Clos, et les conclusions auxquelles il arrive se rapportent seulement à elles et non à la généralité. On sait, en effet, que l'intervalle entre deux époques menstruelles est extrêmement variable chez les différentes femmes et les dans différentes conditions de tempérament, de santé ou d'état maladif, d'habitation de la ville ou de la campagne, de conditions sociales, etc. Il s'ensuit donc qu'à supposer que la lune exerce une influence sur la menstruation, elle ne peut être seule à agir, et que pour dégager cette inconnue il ne faut pas opérer sur quelques femmes seulement, mais, ou bien catégoriser soigneusement, ou bien prendre pour point de départ un grand nombre de personnes, de manière à contre-balancer ces influences, l'une par l'autre.

Les conclusions de M. Clos diffèrent essentiellement de celles de M. Schweig ; la moyenne de leur période menstruelle n'est pas la même ; le premier la compare à la moyenne des trois révolutions lunaires, moins l'anomalistique ; le second ne prend que celle-ci ; le premier trouve une influence puissante des différentes phases de la lune, le second presque aucune. Cette opposition est-elle réelle, ou ne provient-elle que d'une manière différente d'envisager ou de grouper les faits ? c'est ce qu'il m'est impossible de décider, ne connaissant pas le mémoire de M. Clos.

J'ai essayé de me placer sur un autre terrain ; celui de la présence des règles chez un grand nombre de femmes à une époque donnée, sans me préoccuper de la durée de la période cataméniale chez chacune d'elles. A cet effet, j'ai pensé à utiliser ma position de médecin adjoint du dispensaire, chargé avec un de mes confrères de la visite des filles publiques ; je pouvais ainsi disposer d'un élément important de statistique, du grand nombre.

Mais une objection grave se présente d'abord : les filles publiques peuvent-elles servir à cet examen ; la régularité de leur menstruation n'est-elle pas troublée par leur état même? Cette question n'est pas tranchée et ne peut l'être facilement. Beaucoup de ces femmes sont d'une insouciance proverbiale à l'égard de tout ce qui touche à leur santé; beaucoup d'autres, soupçonnant un piége caché sous les questions qu'on leur adresse, répondent de la façon qui leur paraît la plus utile. Ces raisons m'ont empêché de me livrer à des interrogations directes sur ce sujet. Parent-Duchatelet ne s'est pas prononcé sur cette question ; il signale seulement les opinions contraires. Quant à moi, je crois que la prostitution n'a pas une grande influence sur la périodicité de la menstruation, et que si elle en a une, elle hâte plutôt qu'elle ne retarde le retour des règles ; car d'après mes souvenirs, les femmes qui se plaignent de leur fréquence ou de leur longue durée sont plus nombreuses que celles qui par suite de retards me demandent si elles sont enceintes. Du reste, quelle que soit soit cette influence, si elle existe, elle ne frappe pas de nullité les recherches entreprises à mon point de vue spécial ; elle pourrait me fournir à une époque donnée un chiffre plus grand ou plus petit, mais comme toutes ces femmes y seraient également soumises, la proportion n'en serait pas changée.

J'ai d'ailleurs tourné la difficulté, en ne prenant pour sujet de mes études que les femmes venant au dispensaire. Ce sont presque en totalité des filles non en maison, la plupart d'entr'elles, travaillant plus ou moins, et ne faisant de la prostitution qu'un accessoire pour ainsi dire. Elles ne commettent donc pas souvent des excès vénériens et vivent presque de la même vie que la plupart des ouvrières.

Les visites se font 3 fois par mois, le 1er, le 10 et le 20; le nombre des femmes qui s'y présentent varie ; la moyenne est de 80 à 90. Ce sont en grande majorité toujours les

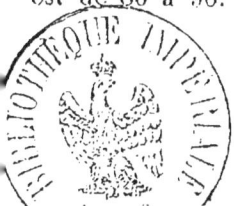

8

mêmes. L'examen a été continué pendant deux ans, de novembre 1858 à novembre 1860. Je devrais donc avoir en tout 72 moments, mais je n'en ai que 68, parce que pour quatre mois, l'observation n'a été faite que 2 fois au lieu de 3. Il n'a toujours été tenu compte que des règles constatées *de visu*; c'est donc une réalité incontestable qui ne peut être sujette à erreur. Les documents dont je dispose me paraissent assez nombreux et positifs pour avoir de la valeur, car ils portent sur 5828 femmes visitées en 68 époques.

La tableau suivant résume mes observations. La 2ᵉ colonne donne le nombre de jours qui séparent le jour de l'examen de la prochaine, et la 4ᵉ, de la dernière phase lunaire. La 3ᵉ indique les phases tombées sur le jour même. La 5ᵉ colonne renferme le nombre de femmes réglées, calculé pour cent [1]. Les deux autres indiquent la quantité dont ce nombre est supérieur ou inférieur à la moyenne = 12,76. Enfin, la dernière contient l'indication de la hauteur barométrique moyenne du jour, calculée sur les 3 observations journalières faites par notre confrère, le docteur BOECKEL, aîné, qui a mis ses tables à ma disposition avec la plus extrême obligeance.

TABLEAU Iᵉʳ.

DATES.	JOURS avant la prochaine phase.	PHASE actuelle.	JOURS après la précédente phase.	NOMBRE de filles réglées pour cent.	QUANTITÉ au-dessus de la moyenne	Quantité au-dessous de la moy	HAUTEUR barométriq.
1858.							
Novembre 2	3 N. L.		4 D. Q.	26,80	14,04		755,89
10	3 P. Q		5 N. L.	12,63		0,13	759,46
20	1 P. L.		7 P. Q.	9,37		3,39	750,25
Décembre 1	4 N. L.		4 D. Q.	10,68		2,08	744,42
10	3 P. Q.		5 N. L.	15,69	3,07		755,64
20		P. L.		6,06		6,70	744,86
1859.							
Janvier 3	1 N. L.		7 D. Q.	12,24		0,52	762,97
10	2 P. Q.		6 N. L.	8,51		4,25	768,74
20	5 D. Q.		2 P. L.	8,99		3,77	759,28
Février 1	2 N. L.		7 D. Q.	11,34		1,42	752,45
10		P. Q.		17,65	4,89		746,68
21	3 D. Q.		4 P. L.	16,66	3,90		760,09
Mars 1	3 N. L.		5 D. Q.	17,44	4,68		759,40
10	2 P. Q.		6 N. L.	12,34		0,42	761,78
21	5 D. Q.		3 P. L.	17,04	4,28		749,44

[1] Il est entendu une fois pour toutes que dans ce travail le nombre de femmes réglées est toujours calculé pour cent.

DATES.	JOURS avant la prochaine phase.	PHASE actuelle.	JOURS après la précédente phase.	NOMBRE de filles réglées pour cent.	QUANTITÉ au-dessus de la moyenne.	Quantité au-dessous de la moy.	HAUTEUR barométriq.
1859.							
Avril 1	2 N. L.		6 D. Q.	14,86	2,10		757,21
11	6 P. L.		1 P. Q.	17,10	4,34		736,34
20	5 D. Q.		3 P. L.	12,33		0,43	737,34
Mai 2		N. L.		9,46		3,30	747,81
10	6 P. L.		1 P. Q.	18,92	6,16		751,82
20	4 D. Q.		4 P. L.	17,81	5,05		746,62
Juin 1		N. L.		9,87		2,89	747,25
10	5 P. L.		3 P. Q.	21,25	8,49		743,36
20	3 D. Q.		5 P. L.	6,56		6,10	748,56
Juillet 1	7 P. Q.		1 N. L.	16,25	3,49		753,64
10	5 P. L.		3 P. Q.	8,97		3,79	757,15
20	3 D. Q.		5 P. L.	3,79		8,97	753,70
Août 1	4 P. Q.		3 N. L.	10,39		2,37	752,69
10	3 P. L.		5 P. Q.	9,09		3,67	750,32
20	1 D. Q.		7 P. L.	10		2,76	750,45
Septembre 1	3 P. Q.		4 N. L.	5,40		7,36	746,11
20	6 N. L.		1 D. Q.	6,89		5,87	750,07
Octobre 1	2 P. Q.		5 N. L.	12,78	0,02		754,20
10	2 N. L.		7 P. Q.	14,66	1,90		745,37
20	6 D. Q.		1 P. L.	9,09		3,67	741,29
Novembre 2		P. Q.		19,51	6,75		749,63
10		P. L.		4,70		8,06	763,85
21	3 N. L.		4 D. Q.	13,41	0,65		751,44
Décembre 1	1 P. Q.		7 N. L.	13,95	1,19		740,16
10		P. L.		4,54		8,22	766,23
20	4 N. L.		3 D. Q.	12,82	0,06		750,07
1860.							
Janvier 2	7 P. L.		1 P. Q.	17,44	4,68		753,68
10	5 D. Q.		2 P. L.	7,32		5,44	757,21
20	3 N. L.		5 D. Q.	17,86	5,10		743,67
Février 1	6 P. L.		1 P. Q.	7,41		5,35	743,55
10	3 D. Q.		3 P. L.	10		2,76	748,19
20	1 N. L.		7 D. Q.	13,58	0,82		736,28
Mars 1	6 P. L.		1 P. Q.	17,04	4,28		753,70
10	4 D. Q.		3 P. L.	8,53		4,23	747,62
20	2 N. L.		6 D. Q.	11,95		0,81	755,64
Avril 2	3 P. L.		3 P. Q.	15	2.24		740,73
10	3 D. Q.		5 P. L.	13	0,24		744,61
Mai 10	2 D. Q.		5 P. L.	20	7,24		753
20		N. L.		11		1,76	751,32
Juin 1	2 P. L.		5 P. Q.	15,24	2,48		747,18
11		D. Q.		13,33	0,57		750,56
20	6 P. Q.		1 N. L.	18,95	6,19		747,87
Juillet 2	1 P. L.		6 P. Q.	5,26		7,50	758 90
10	1 D. Q.		7 P. L.	13,19	0,43		748,94
20	5 P. Q.		2 N. L.	18,89	6,13		751,32
Août 1		P. L.		10,23		2,53	752,88
10	6 N. L.		1 D. Q.	13,25	0,49		750,82
20	3 P. Q.		4 N. L.	17,28	4,52		751,38
Septembre 1	7 D. Q.		1 P. L.	8,86		3,90	748,88
10	5 N. L.		2 D. Q.	16,28	3,52		749,57
Octobre 1	6 D. Q.		1 P. L.	8,99		3,77	754,08
10	4 N. L.		3 D. Q.	18,18	5,42		753,13
20	1 P. Q.		6 N. L.	12,05		0,71	754,89

Ce tableau ne nous montre qu'une chose; c'est la grande irrégularité dans le chiffre des femmes menstruées; nous trouvons en effet, toutes les valeurs depuis 26,80 0/0, jusqu'à 3,79 0/0 ; la première dépassant la moyenne de 14,04, la seconde étant de 8,97 au-dessous de cette moyenne (12,76).

Ce fait seul suffit pour faire naître l'idée que la menstruation ne revient pas périodiquement au hasard, mais que son retour doit être lié plus ou moins à une influence extérieure. Nous savons, en effet, que la révolution menstruelle est loin d'être de la même durée non-seulement chez les différentes femmes, mais encore chez la même personne. Les recherches de tous les auteurs en font foi ; de là aussi leurs efforts pour en fixer la durée moyenne. Celle-ci peut être admise pour la majorité des femmes entre 26 et 30 jours. Si donc la menstruation s'établissait au hasard, tout en gardant sa périodicité, nous devrions trouver à toute époque un nombre à peu près égal de femmes menstruées; or le tableau précédent nous montre qu'il n'en est pas ainsi. Mais admettons même contre toute probabilité, que le hasard ait produit des séries, celles-ci devraient revenir à époques fixes et indépendamment de toute influence extérieure, fait que l'examen détaillé du tableau ne laisse pas subsister.

Une autre particularité, sur laquelle je reviendrai plus tard, est la différence dans les séries au-dessus et au-dessous de la moyenne générale. Nous voyons des alternatives sans aucun ordre ; et cependant, en comparant la première année, de novembre 1858 à novembre 1859, à la seconde, on voit que dans la première, la moyenne n'a été dépassée que 14 fois, tandis qu'elle n'a pas été atteinte 21 fois. Dans la seconde année c'est l'inverse qui existe ; nous avons 20 au-dessus contre 13 au-dessous. Cependant la moyenne des deux années et presque la même : celle de la première est de 12,54 et celle de la seconde de 13.

La moyenne de chaque mois est aussi différente; voici pour exemple celles de deux mois pris ensemble et comparées pour les deux années.

	1re année	2e année.
Novembre et décembre . .	13,37	11,49
Janvier et février. . . .	12,56	12,27
Mars et avril	15,18	13,10
Mai et juin.	13,99	15,70
Juillet et août	9,75	13,01
Septembre et octobre . .	9,76	12,87

J'ai été longtemps embarrassé pour grouper les chiffres du tableau n° 1, à l'effet de leur donner une signification. Peut-être un statisticien plus habitué que moi à ces problèmes arrivera-t-il à un autre résultat ? Quoi qu'il en soit, je livre à la publicité tous les documents que j'ai été à même de rassembler et dont je puis garantir l'exactitude.

J'ai distingué 4 périodes correspondant aux 4 phases de la lune ; chacune est de 7 jours, comprenant les observations faites le jour du changement de lune, les 3 jours avant et les 3 jours après. J'ai ainsi obtenu le tableau suivant :

TABLEAU II. *Nombre de femmes menstruées pour cent à chaque période.*

P. L.		D. Q.		N. L.		P. Q.	
1re année1.	2e année 2.	1re année.	2e année.	1re année.	2e année.	1re année.	2e année.
A. *Trois jours avant la phase lunaire.*							
9,37	5,26	16,66	13	26,80	13,41	15,69	13,95
9,09	15,24	6,66	10	17,44	11,95	12,78	12,05
		3,79	20	12,24	17,86	12,63	17,28
		10	13,19	11,34	13,58	8,51	
				14,86		12,34	
				14,66		5,40	
B. *Pendant la phase lunaire.*							
6,06	4,70		13,33	9,46	11	17,65	19,51
	4,54			9,87			
	10,23						
C. *Trois jours après la phase lunaire.*							
17,04	7,32	6,89	12,82	16,25	18,95	17,10	7,41
8,99	8,53		13,25	10,39	18,89	8,97	17,44
9,09	8,86		16,28			18,92	17,04
12,33	8,99		18,18			21,25	15

1 De novembre 1858 à novembre 1859.
2 De novembre 1859 à novembre 1860.

Deux des jours d'observation ne sont pas compris dans ce tableau ; ce sont le 1er décembre 1858 et le 20 mai 1859, parce qu'un intervalle de 4 jours les sépare de la phase lunaires précédente et de la suivante ; or je n'ai pris pour faire mes périodes que le chiffre 3. Deux autres présentant un intervalle de 3 jours pour deux phases (10 février et 2 avril 1860), pourraient être comptés indifféremment dans l'une ou l'autre des périodes, sans changer les résultats ; j'ai compté le premier comme 3 jours avant D. Q., le second comme 3 jours après le P. Q.

Le tableau n° II nous donne déjà plus de lumière ; nous y trouvons de notables différences. Le fait capital qui y frappe à la première vue, est le petit nombre de femmes réglées pendant la période de la pleine lune. Sur 16 éléments dont elle se compose, la moyenne générale (12,76) n'est dépassée que 2 fois, et dans les 14 autres, elle est loin d'être atteinte. Nous y remarquons une constance de chiffres bas, qui n'existe nulle autre part et qui ne peut nullement dépendre d'une coïncidence fortuite. Dans toutes les autres colonnes nous rencontrons une proportion inverse, à l'exception des observations faites les jours de la nouvelle lune. Ici 3 fois un chiffre notablement au-dessous de la moyenne, mais bien moindre que lors de la pleine lune, est donné sans exception. J'insiste moins sur ce fait, sans toutefois le rejeter parce qu'il ne porte que sur 3 observations, et que les 5 jours précédents et les 3 suivants sont beaucoup plus élevés. L'observation unique et l'observation double du dernier et du premier quartier n'ont de valeur que parce qu'elles concordent avec les moyennes spéciales présentées dans le tableau suivant. Enfin, je ferai observer que la plupart des chiffres exceptionnellement bas dans les 3 périodes autres que celle de la pleine lune, tombent dans la première année, si riche en chiffres au-dessous de la moyenne générale et de plus encore dans les mois de juillet à octobre dont ils abaissent la moyenne à 9,75 et 9,76. Prenons acte de ces faits qui ne peuvent agir que sur les moyennes, mais nullement infirmer mes conclusions.

Le tableau suivant résume le tableau n° II, en en donnant les moyennes.

TABLEAU III. *Moyennes par périodes et par années.*

PÉRIODES.	1re année.	2e année.	Moyennes générales.	Moyenne de la période.
3 jours avant P. L.	9,23	10,25	9,74	
P. L.	6,06	6,49	6,27	8,72
3 jours après P. L.	11,86	8,42	10,14	
3 jours avant D. Q.	9,28	14,05	11,66	
D. Q.	0	13,33	13,33	12
3 jours après D. Q.	6,89	15,13	11,01	
3 jours avant N. L.	16,22	14,20	15,21	
N. L.	9,66	11	10,33	13,89
3 jours après N. L.	13,32	18,92	16,12	
3 jours avant P. Q.	11,22	14,43	12,82	
P. Q.	17,65	19,51	18,58	15,60
3 jours après P. Q.	16,56	14,22	15,39	

Ce tableau concentre le précédent et permet de traduire plus positivement ce qui y était seulement indiqué. Il est évident que la moyenne des femmes réglées à la pleine lune est tellement différente des autres, et que ce chiffre est d'une telle constance dans toutes les observations, que nous devons écarter l'idée d'une coïncidence fortuite. Ce chiffre augmente pour les 3 jours qui suivent la pleine lune et monte à 10,14 0/0. La moyenne générale de cette période est de 8,72.

A partir de ce moment la moyenne va en augmentant mais avec des fluctuations. Celles-ci ne se font pas sentir sur les moyennes générales des périodes. Ainsi, celle du dernier quartier est de 12 ; celle de la nouvelle lune de 13,89 ; celle du premier quartier de 15,60. En suivant les différentes sous-divisions de ces périodes, plusieurs autres faits attirent notre attention. C'est d'abord le chiffre élevé du premier quartier, 18,58 ; mais il n'est fourni que par deux observations, le premier quartier n'étant pas tombé plus souvent sur un jour de visite. Ce résultat est d'ailleurs corroboré par les chiffres donnés par les 3 jours qui précèdent et suivent cette phase lunaire. Nous trouverions donc à une huitaine de jours de distance le plus grand et le plus petit nombre de femmes réglées, au premier quartier et à la pleine lune. L'augmentation se fait graduellement à partir de cette dernière, tandis que la diminution est très-rapide.

Un second point à noter est un nouveau minimum 10,11, qui n'atteint cependant pas celui de la pleine lune; c'est à la nouvelle lune. — Trois observations seulement ont servi à établir ce chiffre ; c'est peu, je l'avoue, mais elle sont assez concordantes, 9,46 ; 9,87 et 11 ; et ce qui sert à leur donner plus de valeur, c'est précisément leur isolement entre les 3 jours avant et après, qui fournissent des chiffres beaucoup plus élévés. Mais, ainsi que je l'ai déjà dit, j'insiste moins sur ce minimum; il faudrait des observations plus nombreuses que j'espère posséder dans quelques années, car je continue mes recherches. Il est toutefois remarquable que le minimum tombe sur les syzygies[1].

Ces résultats viendraient corroborer un peu l'opinion de GALL, d'après lequel il y aurait dans le mois deux époques de 8 jours, pendant lesquelles presque toutes les femmes seraient réglées. Seulement je dirai qu'il y a deux minima, à 8 jours de distance et un maximum principal.

Au lieu de faire les périodes de 7 jours, je les ai calculées à 5 jours ; le jour de la phase lunaire et seulement 2 jours avant et après au lieu de 3. Les résultats obtenus ainsi concordent avec ceux que nous connaissons.

2 jours avant P. L. . .	9,81 au lieu de	9,74
2 jours après P. L. . .	8,71 —	10,14
2 jours avant D. Q. . .	13,29 —	11,66
2 jours après D. Q. . .	10,82 —	11,01
2 jours avant N. L. . .	13,01 —	15,21
2 jours après N. L. . .	17,58 —	16,12
2 jours avant P. Q. . .	12,01 —	12,82
2 jours après P. Q. . .	15,98 —	15,39

Enfin, désirant faire sortir la vérité autant que possible, j'ai tenté une autre combinaison. Dans la plupart de mes périodes il se trouve des chiffres en plus ou en moins, qui s'écartent considérablement de la valeur de la grande majorité, qui n'y sont pas reliés par des intermédiaires et qui diffèrent au moins de 3 unités du chiffre le plus approchant. Comme en définitive je ne soutiens pas que la lune soit le seul régulateur de la période menstruelle et comme ces chiffres sont en petite minorité, 13 sur 66, j'ai cru pouvoir

---

[1] Ces résultats indiquent ce qu'il faut penser du vers latin.
Luna vetus vetulas purgat, nova luna puellas.

les attribuer à un hasard [1] ou à une cause quelconque autre que la lune et je les ai éliminés [2]. Ces nouveaux résultats sont consignés dans le tableau suivant :

TABLEAU IV. *Moyennes après élimination des chiffres extrêmes.*

PÉRIODES.	MOYENNE nouvelle.	MOYENNE ancienne. Tableau III.	MOYENNE générale nouvelle.	MOYENNE générale ancienne.
3 jours avant P. L.	7,91	9,74		
P. L. [1]	6,27	6,27	7,60	8,72
3 jours après P. L.	8,63	10,14		
3 jours avant D. Q.	12,57	11,66		
D. Q. [1]	13,33	13,33	13,68	12
3 jours après D. Q.	15,13	11,01		
3 jours avant N. L.	14,15	15,21		
N. L. [1]	10,33	10,33	14,17	13,89
3 jours après N. L.	18,03	16,12		
3 jours avant P. Q.	13,81	12,82		
P. Q [1]	18,58	18,58	16,73	15,60
3 jours après P. Q.	17,79	15,39		

[1] Sans changement.

Ce tableau ne fait que confirmer les précédents et il accentue encore les différences. Ainsi, la moyenne va toujours en augmentant depuis la pleine lune jusque 3 jours après le dernier quartier ; puis 3 jours avant la nouvelle lune, légère diminution pour tomber brusquement sur le second minimum ; mais il se relève immédiatement jusqu'à atteindre presque le maximum du premier quartier. Enfin, la différence entre les 3 jours après le premier quartier et les 3 jours avant la pleine lune est énorme, de près de 10 0/0, et cependant ces périodes se touchent.

En voyant ce résultat, ces changements si brusques, on

[1] Ainsi on sait que sans aller aux extrêmes, la durée de la menstruation varie de 1 à 8 jours. Or le hasard a pu réunir dans une visite un certain nombre de femmes à courte ou à longue menstruation ; dans le premier cas le chiffre des femmes réglées aura été au-dessous et dans le second au-dessus de ce qu'il aurait été dans les circonstances ordinaires.

[2] Ont été supprimés : 3 avant P. L. 15,24, 3 après P. L. 17,04 et 12,33 ; 3 avant D. Q. 20 ; 6,66 et 3,79 ; 3 après D. Q. 6,89 ; 3 avant N. L. 26,80 ; 3 après N. L. 10,39 ; 3 avant P. Q. 8,51 et 5,40 ; 3 après P. Q. 8,97 et 7,41.

serait bien tenté d'admettre une absence totale de régularité ; mais en considérant la concordance des chiffres donnant lieu à ces moyennes générales, on ne peut s'empêcher de croire au moins à une possibilité d'influence, à défaut de réalité.

Dans les observations précédentes je n'ai tenu compte que des femmes ayant encore les règles au moment de la visite ; je n'ai pas considéré celles qui disaient les attendre incessamment ou bien les avoir perdues même depuis très-peu. J'ai déjà signalé combien peu j'ai de confiance dans les assertions de ces personnes à ce sujet, à cause de l'incurie des unes et de l'habitude de mentir de toutes. J'ai néanmoins fait un essai dans ce sens et du 10 novembre 1859 au 10 février 1860, pendant 10 visites consécutives, j'ai demandé à toutes celles qui n'étaient pas réglées en ce moment, l'époque de la dernière ou de la prochaine apparition des menstrues. J'ai noté celles qui disaient les avoir eues ou les attendre dans les 3 jours avant ou après le jour de la visite, et j'ai obtenu le résultat suivant :

TABLEAU V. *Nombre de femmes réglées le jour de la visite (constaté) et trois jours avant et après (par indication).*

DATES.	PHASE lunaire [1].	RÈGLES à la visite pour cent.	RÈGLES indiquées 3 jours avant pour cent.	RÈGLES indiquées 3 jours après pour cent.
1859. Novembre 10.....	P. L.	4,70	14,12	8,23
21.....	3 N. L.	13,41	14,63	7,32
Décembre 1.....	1 P. Q.	13,95	23,26	5,81
10.....	P. L	4,54	15,91	4,54
20.....	D. Q. 3	12,82	8,79	15,39
Janvier 2.....	P. Q. 1	17,44	20,93	4,65
10.....	P. L. 2	7,32	8,54	3,66
20.....	3 N. L.	17,86	11,90	13,09
Février 1.....	P. Q. 1	7,41	25,92	7,41
10.....	3 D. Q.	10	12,50	2,05

[1] Le chiffre avant la phase lunaire indique le nombre de jours jusqu'à la prochaine phase, le chiffre après la phase le nombre de jours écoulés depuis la dernière.

Les indications fournies par ce tableau confirment en général les résultats précédemment acquis ; minimum considérable à la pleine lune, maximum au premier quartier, et seconde diminution à la nouvelle lune. Cependant, pour les raisons énoncées, j'y attache une importance secondaire et le tableau lui-même me vient en aide. Qu'on remarque dans la dernière colonne le peu de valeur des chiffres des femmes attendant leurs règles dans les 3 jours, comparé à ceux de l'avant-dernière colonne, qui contient les femmes ayant perdu les règles dans les 3 jours précédents; les unes ignorent le jour exact, et les autres, sachant qu'un peu de rougeur et d'écoulement reste souvent à la suite des époques menstruelles, se disent récemment réglées. Dans la conviction que cet examen, qui demande du temps, ne donnerait pas de résultats assez précis, je ne l'ai pas continué plus longtemps.

Désirant savoir si les chiffres exceptionnels des phases lunaires bien caractérisées sous le rapport de leur relation avec la menstruation, ne tiendraient pas à une autre influence, et pour contrôler en même temps quelques assertions de MM. Schweig et Clos, j'ai tourné mes investigations vers les apogées et les périgées de la lune, et vers sa latitude boréale ou australe. On sait, en effet, que l'orbite de notre satellite autour de la terre est elliptique et que la différence entre son plus grand éloignement (apogée) et son plus grand rapprochement (périgée) est de 6000 milles allemands; mais comme le mouvement de la lune est très-inégal, ces deux points ne tombent pas sur des époques fixes et toujours les mêmes ; les intervalles entre deux périgées ou deux apogées, et plus encore ceux d'un apogée à un périgée et *vice versâ*, sont très-inégaux. Ils ne correspondent donc pas avec les différentes phases lunaires. De plus, la lune coupe obliquement notre écliptique et se trouve donc une partie du temps dans l'hémisphère boréal et une partie dans l'hémisphère austral. Le tableau suivant fournit les indications à ce sujet. Je les publie aussi au complet que possible pour éviter à un confrère, qui voudrait se servir de mes données, la peine et la perte de temps considérable qu'entraîne un tel travail.

TABLEAU VI. *Indication de la distance qui sépare le jour de l'observation du périgée et de l'apogée; indication du lunistice boréal et austral.*

DATES.	PHASES lunaires[1].	NOMBRE de jours après P. ou A.	NOMBRE de jours avant P. ou A.	NOMBRE de filles réglées pour cent.	LUNISTICE austral ou boréal.
1858. Novembre 2......	3 N. L.	P 8	8 A	26,80	A
10......	3 P. Q.	A	A	12,63	A
20......	1 P. L.	A 10	2 P	9,39	B
Décembre 1......	4 N. L.	P 9	7 A	10,68	A
10......	3 P. Q.	A 2	11 P	15,69	A
20......	P. L.	A 12	1 P	6,06	B
1859. Janvier 3......	1 N. L.	P 13	1 A	12,24	A
10......	2 P. Q	A 6	8 P	8,51	B
20......	P. L. 2	P 2	11 A	8,99	B
Février 1......	2 N. L.	A 1	15 P	11,34	A
10......	P. Q.	A 11	6 P	17,65	B
21......	3 D. Q.	P 5	7 A	16,66	A
Mars 1......	3 N. L.	A 1	15 P	17,44	A
10......	2 P. Q.	A 10	6 P	12,34	B
21......	P. L. 3	P 5	6 A	17,04	A
Avril 1......	2 N. L.	A 5	10 P	14,86	B
11......	P. Q. 1	P	P	17,10	B
20......	P. L. 3	P 9	4 A	12,33	A
Mai 2......	N. L.	A 8	5 P	9,16	B
10......	P. Q. 1	P 3	12 A	18,92	A
20......	4 D. Q.	P 13	2 A	17,81	A
Juin 1......	N. L.	A 10	2 P	9,87	B
10......	P. Q. 3	P 7	9 A	21,25	A
20......	3 D. Q.	A 1	11 P	6,66	B
Juillet 1.....	N. L. 1	P	P	16,25	B
10.....	P. Q. 3	P 9	6 A	8,97	A
20.....	3 D. Q.	A 4	10 P	3,79	B
Août 1......	N. L. 3	P 2	11 A	10,39	A
10......	3 P. L.	P 11	2 A	9,09	A .
20......	1 D. Q.	A 4	10 P	10	B
Septembre 1......	3 P. Q.	P 4	8 A	5,40	A
20......	D. Q. 1	A 11	4 P	6,89	B
Octobre 1......	2 P. Q.	P 7	5 A	12,78	A
10......	2 N. L.	A 4	12 P	14,66	B
20......	P. L. 1	A 14	2 P	9,09	A
Novembre 2......	P. Q.	P 11	1 A	19,51	A
10......	P. L.	A 7	6 P	4,70	B
21......	3 N. L.	P 5	9 A	13,41	A
Décembre 1......	1 P. Q.	A	A	13,95	B
10......	P. L.	A 9	3 P	4,54	B
20......	D. Q. 3	P 7	9 A	12,82	A

[1] Les chiffres avant la phase indiquent le nombre de jours jusqu'à cette phase; les chiffres qui suivent donnent les jours écoulés depuis cette phase.

DATES.	PHASES lunaires.	NOMBRE de jours après P. ou A.	NOMBRE de jours avant P. ou A.	NOMBRE de filles réglées pour cent.	LUNISTICE anstral ou boréal.
1860. Janvier 2.....	P. Q. 1	A 4	8 P	17,44	B
10.....	P. L. 2	P	P	7,32	A
20.....	3 N. L.	P 10	5 A	17,86	A
.. Février 1.....	P Q. 1	A 7	6 P	7,41	B
10.....	3 D. Q.	P 3	11 A	10	A
20.....	1 N. L.	P 13	1 A	13,58	B
Mars 1.....	P. Q. 1	A 9	5 P	17,04	B
10.....	P L. 3	P 4	9 A	8,53	A
20.....	2 N. L.	A 1	15 P	11,95	B
Avril 2.....	P. Q. 3	A 14	2 P	15	A
10.....	3 D. Q.	P 6	6 A	13	A
Mai 10.....	2 D. Q.	P 8	4 A	20	A
20.....	N. L.	A 6	9 P	11	B
Juin 1.....	2 P. L.	P 3	10 A	15,24	A
11.....	D. Q.	A	A	13,33	B
20.....	N. L. 1	A 9	3 P	18,95	B
Juillet 2.....	1 P. L.	P 9	6 A	5,26	A
10.....	1 D. Q.	A 2	10 P	13,19	B
20.....	N. L. 2	P	P	18,89	A
Août 1.....	P. L.	P 12	4 A	10,23	B
10.....	D. Q. 1	A 5	7 P	13,25	B
20.....	3 P. Q.	P 3	12 A	17,28	A
Septembre 1.....	P. L. 1	A	A	8,86	B
10....	D. Q. 2	A 9	5 P	16,28	B
Octobre 1.....	P. L. 1	A 3	12 P	8,99	B
10.....	D. Q. 3	A 12	3 P	18,18	A
20.....	1 P. Q.	P 7	6 A	12,05	A

Pour tirer parti de ce tableau qui, tel qu'il est, n'a aucun point saillant, j'ai divisé les apogées et les périgées en périodes, de la même façon que les phases lunaires; c'est-à-dire, comprenant les jours des périgées et des apogées et les trois jours avant et après.

TABLEAU VII. *Influence des périgées et des apogées.*

TROIS JOURS avant le périgée.	PÉRIGÉE.	TROIS JOURS après le périgée.	TROIS JOURS avant l'apogée.	APOGÉE.	TROIS JOURS après l'apogée.
9,39 1P.L.	17,10 P.Q.1	8,99 P.L..2	12,24 1N.L.	12,63 3P.Q.	15,69 3P.Q.
6,06 P.L.	16,25 N.L.1	18,92 P.Q.1	17,81 4D.Q	13,95 1P.Q.	11,34 2N.L.
9,87 N.L.	7,32 P.L.2	10,39 N.L.3	9,09 3P.L.	13,33 D.Q.	17,44 3N.L.
9,09 P.L.1	18,89 N.L..2	10 3D.Q.	19,51 P.Q	8,86 P.L.1	6,66 3D.Q.
4,54 P.L.		15,24 2P.L.	13,58 1N.L.		11,95 2N.L.
15 P.Q.3		17,28 3P.Q.			13,19 1D.Q.
18,95 N.L.1					8,99 P.L.1
18,18 D.Q.3					
moyenne 11,38	moyenne 14,89	moyenne 13,47	moyenne 14,44	moyenne 12,19	moyenne 12,18
Moyenne générale du périgée 12,86.			Moyenne générale de l'apogée 12,89.		

Il existe une différence entre les moyennes de chacune des colonnes, mais elle n'a pas de valeur ; car les phases lunaires qui, comme nous l'avons déjà vu, exercent leur influence, sont très-inégalement réparties. Aussi, en prenant les moyennes générales de 2 périodes de 7 jours du périgée et de l'apogée, nous trouvons une égalité presque parfaite ; 12,86 pour le premier et 12,89 pour le second. Je crois donc pouvoir avancer que les périgées et les apogées n'ont pas d'influence sur le retour de la menstruation. Cette proposition est encore confirmée par l'examen des cas qui ne sont pas compris dans le tableau n° VII, à savoir de ceux qui sont éloignés de plus de 3 jours du périgée ou de l'apogée. Or la moyenne fournie par cette catégorie est de 12,65, chiffre de 0,21 et de 0,24 seulement inférieur aux moyennes précédentes.

J'ai encore soumis à une investigation spéciale les 13 cas exceptionnels, éliminés dans le tableau n° IV, pensant peut-être rencontrer pour eux une influence marquée de la part de l'éloignement de la lune de la terre. Mais je n'ai rien trouvé de concordant ; et, de quelque manière que j'aie considéré ces chiffres, il m'a été impossible de découvrir une influence du périgée et de l'apogée. En ce point donc, mes recherches ne sont pas tout à fait d'accord avec celle de M. Schweig.

M. Clos a noté encore une autre influence : une prépondérance du lunistice austral sur le boréal. Mes observations me mènent à un résultat semblable. En compulsant la dernière colonne du tableau n° VI et en comparant le nombre de femmes réglées à chaque date avec la moyenne de chaque période correspondante, tableau n° III, on trouve que le lunistice austral correspond 13 fois à un chiffre notablement supérieur à la moyenne ; qu'il lui est à peu près égal 9 fois, et que 9 fois il lui est inférieur. Le lunistice boréal donne un résultat inverse : 9 fois seulement il se rencontre avec un chiffre supérieur, 12 fois avec un chiffre égal et 12 fois avec un inférieur.

L'examen des 13 chiffres exceptionnellement bas ou hauts confirme ce fait d'une manière éclatante : 5 sont plus élevés, et tous les 5 tombent sur le lunistice austral. Sur les 8 chiffres inférieurs, 3 sont dans le même cas, et encore pour l'un, la diminution est très-peu considérable. Les 5 restants sont fortement inférieurs et tous compris dans le lunistice boréal.

Augmentation.	FEMMES réglées.	PHASE lunaire.	LUNISTICE.
1858. Mars 21.............	17,04	P. L. 3	A
Avril 20.............	12,33	P. L. 3	A
Novembre 2.............	26,80	3 N. L.	A
1860. Mai 10...	20	2 D. Q.	A
Juin 1.............	15,24	2 P. L.	A
Diminution.			
1859. Juillet 10.............	8,97	P. Q. 2	A
Août 1.............	10.89	N. L. 3	A
Septembre 1........... .	5,40	3 P. Q.	A
Janvier 10.............	8,51	2 P. Q.	B
Juin 20.............	6,66	3 D. Q.	B
Juillet 20.............	3.79	3 D. Q.	B
Septembre 20.............	6,89	D. Q. 1	B
1860. Février 1.............	7,41	P. Q. 1	B

Enfin, j'ai pensé trouver peut-être dans la pression atmosphérique une influence sur le retour de la menstruation, en vue surtout d'expliquer la différence que j'ai signalée au commencement entre les deux années d'observation. Dans la première, la moyenne générale n'a été dépassée que 14 fois, tandis qu'elle n'a pas été atteinte 21 fois ; l'inverse a existé dans la seconde année. C'est à cet effet que j'ai ajouté dans le tableau n° I la hauteur barométrique moyenne du jour.

L'influence de la pression atmosphérique, si elle existe, n'est pas très-évidente ; du moins aucun des groupements que j'ai essayés ne m'a donné de différences assez tranchées et constantes pour me permettre à cet égard une assertion positive ; de plus certaines observations n'ont pas été assez nombreuses. Voici quelques-unes de mes tentatives. J'ai rassemblé en colonnes le nombre de femmes réglées de 736 à 740 millimètres de hauteur barométrique, puis de 5 en 5 millimètres jusqu'à 760 et enfin de 760 à 768,74 maximum observé. Les moyennes obtenues ont été les suivantes :

Haut. bar.	736 à 740	740 à 745	745 à 750	750 à 755	755 à 760	760 à 768,74
F. réglées.	10,75	12,70	13,07	13,03	12,99	9,83

Ces résultats ne peuvent être admis, parce que les différentes phases lunaires ne sont pas réparties également entre

les différentes hauteurs barométriques, de sorte qu'un ex-
cédant de pleine lune ou de premier quartier dans une colonne abaisse ou hausse la moyenne des femmes réglées,
sans qu'on soit en droit d'admettre une action de cette hauteur barométrique. Nous verrions d'ailleurs le résultat peu
probable d'une diminution dans les moyennes produite par
l'abaissement et l'augmentation de la pression atmosphérique.

J'ai alors recherché à quelles pressions correspondaient
les augmentations et les diminutions au-dessus et au-dessous
des moyennes de la menstruation de chaque jour, comparées aux moyennes absolues du tableau n° III.

	736-740	740-745	745-750	750-755	755-760	760-768
Augmentation de la moyenne.	2	3	5	10	3	2
Égalité ou à peu près	0	4	4	7	2	1
Diminution . .	1	1	6	7	5	3
Augmentation et égalité = 100.	100	100	100	100	100	100
Diminution = .	50	14,29	66,66	41,18	100	100
Rapport de l'augment. à la dim. (augm. = 100).	100 : 50	100 : 33,33	100 : 120	100 : 70	100 : 166,66	100 : 150

Le résultat général du résumé précédent serait une ten-
dance à la diminution du nombre des règles avec l'augmentation de la hauteur barométrique, sans que cependant il y
ait une marche tout à fait concordante entre ces deux ordres de faits. Le problème est trop compliqué, trop d'éléments divers et encore inconnus entrent dans sa composi-
tion pour que cette influence puisse être dégagée claire-
ment.

L'examen d'un autre groupe augmente encore la somme
des probabilités d'une influence de la pression atmosphérique : ce sont les cas éliminés dans le tableau n° IV, comme
présentant des chiffres exceptionnellement bas ou élevés.
En recherchant les hauteurs barométriques des jours cor-
respondants, j'ai trouvé que les 4 cas d'augmention don-
naient une moyenne de 746,74 millimètres, tandis que les 9
cas de diminution avaient eu lieu sous une hauteur barométrique moyenne de 752,94.

Il ne répugne donc pas d'admettre que par une forte pression atmosphérique il puisse y avoir moins de femmes menstruées. Cependant je ne pourrais soutenir que telle soit la cause qui a produit ce minimum de cas au-dessous de la moyenne de la première année, quoique la hauteur barométrique ait été souvent un peu supérieure à la seconde[1], et l'on comprendra mes réserves à ce sujet.

Enfin, j'ai recherché les températures moyennes des jours d'observation, sans avoir pu découvrir une influence un peu marquée indépendante des autres causes actives que nous connaissons déjà; aussi n'en donné-je pas le résumé.

Avant de conclure, examinons encore rapidement les objections qu'on a faites à la théorie de l'influence de la lune sur la menstruation. Généralement on a eu beau jeu pour combattre cette croyance; on pouvait se contenter de dire à ses adversaires : montrez-nous des faits et non de simples assertions; mais les travaux de MM. Schweig et Clos, et j'espère les miens, ne permettent plus cette fin de non-recevoir. On a avancé des faits qu'il ne s'agit pas de nier, mais de discuter.

M. Spring, dans son rapport, oppose M. Schweig à M. Clos. Mauvais raisonnement; si l'un a tort, s'ensuit-il que l'autre ne puisse pas avoir raison?

Si les phases lunaires étaient la cause du retour de la menstruation, dit-on, on devrait trouver des époques où aucune femme ne serait réglée, et il y en a à toutes les époques. Cette objection n'aurait de valeur que si l'on prétendait que la lune est le seul agent de la menstruation, ce que personne n'a soutenu, et moi moins que personne. Et j'ajoute : si la lune a une influence, nous devons trouver à certaines époques de la révolution lunaire un plus grand nombre, et à d'autres époques, un plus petit nombre de femmes menstruées. Or mes recherches ont montré cela, elles ont indiqué des différences de chiffres telles, et revenant avec une telle constance qu'il est infiniment plus hypothétique d'y voir une coïncidence fortuite qu'une relation de cause à effet.

Comment s'exerce donc cette influence, demande-t-on, si

---

[1] La moyenne générale de 1859 est de 750 , 834; celle de 1860 de 748, 883.

nous devons l'admettre? — Mais admettez-vous l'efficacité de la quinine contre les fièvres intermittentes? C'est une fausse logique que de nier un fait uniquement parce qu'on ne peut l'expliquer. Prouvez que le fait a été mal observé, combattez les déductions, les explications, mais ne l'annulez pas parce que vous ne le comprenez pas. Cette action de la lune n'est d'ailleurs pas isolée; il existe un grand nombre d'actions de la même catégorie. Personne ne nie l'influence du jour et de la nuit, et même des différentes heures, sur beaucoup de phénomènes physiologiques et pathologiques: la transpiration matinale, les exacerbations nocturnes, l'accouchement, la mort, etc. Chacun de nous n'a-t-il pas observé, que des personnes ayant passé par les maladies les plus diverses, se ressentent de quelque chose exactement un an après? Cette influence de ce qui nous entoure est plus puissante que nous ne pensons, et si nous ne pouvons l'expliquer que rarement, c'est que nos notions en météorologie sont extrêmement limitées. Nous ne connaissons l'atmosphère que très-grossièrement, et il existe probablement de puissantes modifications dont nous n'avons aucune idée. Pour ne citer qu'un exemple, qui se serait douté de l'ozone il y a une quinzaine d'années, et aujourd'hui encore, malgré les beaux et patients travaux de savants parmi lesquels il faut citer au premier rang notre confrère M. Th. Boeckel, connaissons-nous à fond l'influence de cet élément sur notre organisme?

Existerait-il une action qui réglât à la fois les phases lunaires et la périodicité de la menstruation, de sorte qu'il y aurait coïncidence et non relation de cause à effet entre ces deux ordres de faits? Nous n'en savons absolument rien et ne pouvons imaginer rien d'analogue. Cette supposition doit donc tomber, du moins jusqu'à nouvel ordre.

M. Spring fait à l'action de la lune une objection plus spécieuse que grave, en disant que l'on semble partager l'ancien préjugé d'après lequel la menstruation serait une prérogative de l'espèce humaine. Le simulacre de menstruation de la vache, de la biche, etc. ne peut être comparé à la menstruation de la femme; qui sait d'ailleurs si la station érigée de la femme n'est pas une des conditions de l'influence de la lune sur l'apparition des règles? Témoin peut-être certains singes chez lesquels on signale quelque chose d'approchant du flux de sang de l'espèce humaine.

Enfin, M. Spring objecte encore que l'on ne tient pas compte de la cause immédiate de la menstruation, et c'est de l'ovulation qu'il veut parler. Mais l'un n'empêche pas l'autre; on peut admettre l'ovulation comme cause immédiate et revendiquer pour la lune une certaine influence. S'il est vrai, ce qui est encore à prouver du reste, qu'il n'y a pas de menstruation, sans ovulation, l'inverse serait fausse; il est des ovulations sans menstruation, ce que prouvent les femmes devenues enceintes sans avoir eu les règles. Ces deux phénomènes ne sont donc pas indissolubles. Savons-nous à quelle époque de l'ovulation arrive l'écoulement sanguin; est-ce avant, pendant, ou après la rupture de la vésicule de Graaf; ne peut-il pas précéder ou suivre d'un certaine nombre de jours la sortie de l'ovule de l'ovaire? Comment les femmes qui n'ont eu qu'une fois des rapports avec un homme au milieu de l'intervalle d'une époque cataméniale, ont-elles pu concevoir? L'ovule est-il resté 15 jours vivant dans la matrice? Si donc il y a une certaine indépendance entre l'ovulation et l'apparition du flux menstruel, on conçoit que la lune puisse hâter ou retarder celui-ci; et en régularisant cette congestion, elle peut réagir elle-même sur l'ovulation, car on conçoit que l'anémie ou l'hyperémie de l'ovaire retarde ou hâte la maturation de l'ovule. Elle pourra ainsi imprimer à ces deux actes, peut-être une partie de leur périodicité, ou au moins en fixer le retour à certaines époques, si la nature a imprimé originairement à l'ovulation la période de 26 à 30 jours. Une fois cette habitude fluxionnaire établie, elle peut facilement continuer même sans ovulation, comme nous le voyons par les menstruations supplémentaires par les poumons, les seins, un ulcère, etc., que personne ne mettra sur le compte direct d'une ovulation.

L'influence de la lune sur la menstruation n'est donc pas incompatible avec la théorie actuellement régnante qui subordonne l'éruption menstruelle à l'ovulation.

Il serait à souhaiter que des recherches analogues aux miennes fussent entreprises dans d'autres localités; mais elles devraient porter sur le même personnel que le mien, être faites de la même manière et durer un temps suffisamment long. C'est seulement en se mettant dans des conditions identiques que l'on peut obtenir des résultats comparables. Si ces nouvelles observations concordent avec les miennes, la confirmation sera éclatante ; si elles leur sont contraires sans qu'on puisse trouver la raison de la différence, je n'ai qu'à m'incliner et à admirer les singularités du hasard.

Les causes du retour périodique de la menstruation sont complexes, les unes sont inhérentes à la femme, les autres lui sont extérieures ; et quant à ces dernières, je crois pouvoir tirer de mon travail les conclusions suivantes :

1° La lune paraît exercer une grande influence sur le retour de la menstruation.

2° Pendant la période de la pleine lune, un petit nombre de femmes sont réglées.

3° Le maximum de la menstruation tombe dans la période du premier quartier.

4° Probablement il existe un second minimum, mais moindre, à la nouvelle lune.

Ces conclusions sont opposées à celles de M. Schweig, qui dénie aux phases de la lune toute influence sur la menstruation.

Elles ne concordent non plus avec celles de M. Clos, qui indique un maximum pour la pleine lune et le dernier quartier et un minimum pour la nouvelle lune et le premier quartier.

La différence de nos points de départ explique la différence de nos résultats : mes confrères n'ont examiné qu'un petit nombre de femmes, et moi au contraire, un très-grand nombre.

5° Les apogées et les périgées sont sans influence. Je n'ai pas trouvé la légère différence en faveur de l'apogée signalée par M. Schweig.

6° Le lunistice austral l'emporte sur le lunistice boréal, ainsi que l'a signalé M. Clos.

7° Il est probable qu'une diminution de la menstruation est la conséquence d'une augmentation de la hauteur barométrique.